Chakren

Die Chakrenwelt für jedermann – In kurzer Zeit zu mehr Harmonie, Stabilität, maximaler Energie und einem höheren Bewusstsein durch einfache Meditationsübungen

Maya Hambach

Copyright © 2018 Maya Hambach. Alle Rechte vorbehalten. Das Werk darf - auch teilweise – nur mit Genehmigung des Autors Maya Hambach wiedergegeben werden.

ISBN-13: 978-1987546170

INHALT

Vorwort..4

Kapitel 01: Selbstheilung durch Meditation 9

Kapitel 02: Die Basismeditation............................10

Kapitel 03: Öffnen des Muladhara 11

Kapitel 04: Öffnen des Sakralchakra....................14

Kapitel 05: Öffnen des Solarplexuschakra 17

Kapitel 06: Öffnen des Herzchakra.......................20

Kapitel 07: Öffnen des Halschakra 23

Kapitel 08: Öffnen des Stirnchakra 25

Kapitel 09: Öffnen des Kronenchakra..................27

Schlusswort 29

VORWORT

Die 7 Chakren stehen für die Energien, die unser Leben beeinflussen und erst möglich machen. Das Zusammenspiel aller Chakren ist für ein komplettes Bewusstsein und für die Ausgeglichenheit unabdingbar. Zur Aktivierung und Öffnung der Chakren muss man vom Wurzelchakra aus beginnen und herausfinden, wo die Blockaden sind. Entlang der Wirbelsäue erstreckten sich die Chakren bis zum Kopf. Sind alle Chakren aktiviert, so erlangt man das höchste Bewusstsein und die maximale Energie.

Chakra bedeutet so viel wie Kreis oder Rad und beschreibt die Ausdehnung der Energiezentren. Die 7 Chakren sind die Hauptchakren und unterteilen sich in viele Nebenchakren. Je nach Schrift sogar auf 16 Energiezentren, die von den 7 Hauptenergiezentren ausgehen.

Das Hauptaugenmerk zur Selbstheilung und der Erlangung des kosmischen, des höchsten Chakra liegt auf den Hauptchakren. Die Einbindung aller Nebenchakren führt unweigerlich zu einer unübersichtlichen und nicht durchführbaren Meditation, da dazu schlichtweg die Zeit fehlt.

Chakren

Das Öffnen der Chakren ermöglicht einen ungestörten Energiefluss und führt zur völligen Erleuchtung. Viele Meditationstechniken und Yogaübungen zielen genau darauf ab. Die Meditation nach Kundalini ist ein sehr bekanntes Beispiel dafür.

Allen Chakren sind bestimmte Farben und Elemente (Feuer, Wasser, Erde, Luft und Äther) zugeordnet und haben jeweils für eine bestimmte Gruppe von Organen ein Einzugsgebiet für die Energie. Ebenso werden den Chakren Charakterzüge zugeschrieben.

Begonnen wird mit dem Wurzelchakra, dem Muladhara Chakra, es befindet sich am Steißbein und hängt unmittelbar mit dem Element Erde zusammen. Ein geöffnetes Muladhara suggeriert Bodenständigkeit und enthält die Farbe Rot. Dieses Chakra ist die absolute Basis und hat die Energie der Lebenserhaltung inne. Eine Blockade dieses Chakras ist die Angst, bei der Meditation kann man sich besonders darauf konzentrieren und damit diese Blockade lösen. Bodenständige und geerdete Menschen haben eine gute Ausprägung dieses Chakras, es ist dann geöffnet.

Das Svadhistana oder auch Sakralchakra befindet sich auf Höhe, einige Zentimeter unter dem Bauchnabel und ist dem Wasser zugeordnet. Das orangene Chakra liefert die Energie für die Lust, das Körpergefühl, Emotion und das Selbstbewusstsein. Eine typische Blockade sind Schuldgefühle, das Gefühl, dass der Fluss der Lebenssäfte nicht ungestört fließen können und sorgt für eine Bestrafung seiner selbst.

Auf der Höhe des Magens liegt das Manipura, das Nabelchakra und sorgt für die Kraft des Körpers, ihm ist das Element Feuer zugeordnet. Beeinflusst werden hierbei das Unterbewusstsein, die Gedanken und die Liebe. Die

Farbe ist gelb und mit der Sonne verbunden. Blockiert werden kann dieses Chakra durch das Schamgefühl.

Das Anahata ist das Herzchakra und befindet sich auf Höhe des Herzens. Es ist das Energiezentrum für die höhere Liebe und Empathie. Trauer oder schwerwiegende Verluste blockieren dieses Chakra. Ihm ist das Element Luft und die Farbe Grün zugeordnet.

Auf Höhe des Nackens ist das Vishudda, das Halschakra, es ist das Energiezentrum für die Wahrheit und die Weisheit. Lügen, die Lügen von einem selbst, sind die hauptsächliche Blockade dieses Chakras.

Das Ajna Chakra, Stirnchakra befindet sich auf Augenhöhe und ist die Energie für den Verstand und der Sinne, das Element Zeit ist dem zugeordnet. Das lilafarbene Chakra ist ein Zeichen für die Verbundenheit zur Welt und des Einklanges. Die Illusion eines selbst ist die spezifische Blockade des Chakras.

☐
Das siebte und wichtigste Chakra ist das Sahasrara, das Kronenchakra und befindet sich über dem Kopf. Es symbolisiert die Verbindung zu der Seele und des Kosmos. Das Element heißt Zeit und ist getrennt von allem weltlichen. Die Farbe ist weiß und steht für die göttliche Bestimmung.

Nacheinander müssen die Chakren geöffnet werden, sie sind keine komplizierte Angelegenheit, viel mehr muss man sich darauf einlassen und die Blockadepunkte, die für das Blockieren der Chakren verantwortlich sind, genauer betrachten. Die Meditation hilft nicht nur beim Stressabbau, sondern zeigt uns einen Blick auf uns selbst und veranlasst uns über unser Leben nachzudenken und zu verstehen, warum wir so fühlen und so denken, wie wir denken.

Chakren

Es zeigt uns einen Blick auf die wichtigsten Punkte des Lebens und lässt uns unsere Handlung überdenken. Besonders für die Psyche ist die Meditation wichtig, Unstimmigkeiten mit uns selbst können wir nur dann herausfinden, wenn wir unseren Fokus auf die basalen Dinge und die wichtigsten Fragen richten und unser Leben und unseren Geist lenken. Die Antwort für Unwohlsein, negative Einflüsse und die Beeinträchtigung mancher Handlungen finden wir nur bei uns selbst. Wir selbst sind die Antwort auf unsere Probleme. Die Chakren zeigen uns den Weg dorthin, sie geben uns die Energie, lassen die Energie strömen und abbauen, damit kein Energiestau oder negative Energie entsteht. Die Meditation bringt unsere Seele in Einklang mit der Umwelt und uns selbst, sie hilft uns die Antworten auf unsere Fragen zu erhalten und uns wie ein außenstehender zu betrachten.

Umso wichtiger ist es sich die Zeit für sich selbst zu nehmen und den Fokus auf sich zu lenken. Die Psyche kann geheilt werden, allein durch die Konzentration auf uns und die Interaktion auf die Umwelt. Wir sind ein Produkt der Natur, ein Teil eines naturgegebenen Systems, in der jeder einen Platz hat und äußerst wichtig ist. Jeder einzelne von uns kann sein Umfeld beeinflussen und alles in Einklang bringen. Deshalb sollte man gleich bei sich anfangen und herausfinden, welches Energiezentrum blockiert ist.

In der heutigen Gesellschaft ist der Stressabbau besonders wichtig, Stress ist ein Großteil der Blockaden, er schädigt uns und lässt uns negativer werden. Wir verlieren den Blick auf das Gesamte und vermindern durch den Stress die Weitsicht. Wir müssen uns fragen, warum wir uns schlecht fühlen und warum wir dies eigentlich zulassen, auch wenn dies unbewusst geschieht.

Das Manipura ist das Energiezentrum für das Unterbewusste und ist besonders für diese Fragestellung essenziell. Jedes Dasein hat seine Berechtigung, denn jeder ist ein Teil eines Systems und macht das Universum erst komplett.

Meditationsübungen sind der Zugang zu diesen Energiezentren, eines nach dem anderen lässt sich untersuchen und öffnen. Das ist kein Prozess, der sofort wirkt, denn zuerst muss man lernen sich nicht ablenken zu lassen und Störeinflüsse nicht an sich heranzulassen. In diesem Moment ist nur man selbst am wichtigsten, wir schaffen dadurch eine Verbindung zu allem und können im Alltag mit jeder Situation umgehen und schaffen eine völlig neue Sichtweise unseres Dasein und die Beziehung zu anderen Menschen. Die Aktivierung der Chakren hilft uns unsere Gedanken zu Ordnen und den Kopf für alle Situationen frei zu bekommen.

Die Aktivierung und Öffnung der Chakren ist keine kurzweilige Angelegenheit, es bedarf regelmäßiger Aufmerksamkeit und Pflege. Feste Zeiten der Meditation ist dabei unerlässlich. In jeder Lebenslage ist die Meditation zur Reinigung der Seele und Verarbeitung der täglichen Eindrücke entscheidend. Erst die regelmäßige Meditation garantiert den maximalen Erfolg, sowohl mit sich selbst, als auch in Verbindung mit anderen. Die Chakren wirken sich auf unseren Kreislauf und die Organe aus. Das beste Beispiel ist ein Reizdarm aufgrund von Stress und Ärgernissen. Mit der Meditation kann man sich selber heilen und seine Gesundheit, sowie die des Geistes verbessern und so zu einem erfüllteren Leben gelangen.

KAPITEL 01: SELBSTHEILUNG DURCH MEDITATION

Bestimmte Techniken ermöglichen die Öffnung und Aktivierung der 7 Chakren. Je nach Überlieferung gibt es unterschiedliche Chakren, die seit Jahrtausenden überliefert wurden, sie alle zielen auf dasselbe Ergebnis ab und sind mehr oder weniger in Yoga und Meditation etabliert. Bis zu 16 Nebenchakren sind überliefert worden, was aber zu einer enormen Unübersichtlichkeit führt und auf Dauer nicht durchführbar ist. Das Ziel ist nicht, dass die Chakren von heute auf morgen geöffnet sind und sich alle Chakren gleichzeitig öffnen. Erst mit der Zeit, nach einigen Tagen oder Wochen öffnen sich die Chakren und geben den Energiefluss wieder frei.

KAPITEL 02: DIE BASISMEDITATION

Die Grundübung, die immer wieder zwischendurch durchgeführt werden kann funktioniert wie folgt:

In einem ruhigen Raum ohne Störfaktoren, wie Handy, tickende Uhren, Musik etc. Setzt man sich auf einen bequemen Stuhl und sorgt dafür, dass nichts die Gedanken ablenken kann. Die Hose darf gerne geöffnet werden, sodass der Bauch nicht eingekniffen ist und die Schuhe gerne ausgezogen. Lediglich ein Timer oder Wecker sollte vorhanden sein. Diesen auf 10 Minuten einstellen und die Augen schließen. Nur den Atem beobachten und seine Gedanken voll und ganz darauf konzentrieren. Schweifen die Gedanken ab, was gerne am Anfang passiert, diese wieder behutsam auf den Atem richten. Man konzentriert sich nur darauf und lässt alles los, was einen bewegt. Idealerweise stellt man einen sanften Ton ein, der anzeigt, dass die 10 Minuten vorbei sind. Die Sitzhaltung dabei stets aufrecht halten und den Körper komplett entspannen.

KAPITEL 03: ÖFFNEN DES MULADHARA

Eine Blockade ist dadurch zu spüren, dass Ängste bemerkbar sind, wie Probleme mit Arbeitskollegen, familiäre Probleme oder andere Ängste aller Art. Fürchtet man sich, so ist essenziell herauszufinden warum man sich fürchtet und vor allem wovor. Angst trennt uns von der Erde, sie lässt unsere Energie nicht abfließen und mindert unweigerlich unseren Erfolg in Beruf und Leben.

Durch Meditation können die Ängste detektiert und verarbeitet werden. Man muss sich den Ängsten stellen und ergründen woher diese kommen.

Die Meditation dauert gut 10 Minuten, dazu setzt man sich in einen ruhigen Ort bzw. in einen ruhigen Raum und sieht zu, dass alle Störfaktoren, die zur Ablenkung führen könnten beseitigt werden. Wichtig ist, dass man sich wohl fühlt und sehr bequem sitzt.

Zum Sitzen kann man sich auf einen Stuhl sitzen oder auf den Boden in einen Lotussitz, ganz nach Belieben. Musik ist dafür nicht notwendig.

Wichtig ist eine aufrechte Rückenhaltung, damit man maximal entspannt und ohne Beschwerden sitzen kann.

Zunächst drei Mal tief ein- und ausatmen und sich ausschließlich auf den Atem konzentrieren. Die Damm- und Aftermuskeln anspannen und dabei nicht atmen, dies zwei Mal. Anschließend wieder tief ein- und ausatmen und die Energie dabei spüren. Den Atem währenddessen stets beobachten und die Energie abfließen lassen.

Dieses Prozedere noch einmal wiederholen und die Energie spüren. Durch das Anspannen der Damm- und Aftermuskeln in Verbindung mit der Konzentration auf die Atmung schaffen wir einen tief entspannten Körper. Diese Übung nun einige Male wiederholen und die Energie spüren, wie sie durch das Wurzelchakra fließt.

☐
Nun Weiteratmen und den Atem beobachten. Vor dem inneren Auge stellt man sich nun vor, wie ausgehend von dem Energiezentrum, Wurzeln in den Boden wachsen und die Erdenergie aufnehmen. Diese Vorstellung ist sehr wichtig und verkörpert die Verbindung zur Erde, die Basis des Lebens und des Daseins. Dieses Gefühl der Verbundenheit mit der Erde schafft die Basis für das den weiteren Aufbau der Meditation und der Selbstheilung. Dazu tief in den Bauch atmen und das Bild der Verwurzelung nicht aus dem inneren Auge verlieren. Alle Gefühle und Emotionen dürfen zugelassen werden und jede Spannung, auch die, die mit den Emotionen verbunden sind, werden gelöst. Das Gefühl der Entspannung und Loslösung der Probleme ist das Ziel.

Chakren

Die Energie des Universums ist durch Licht sichtbar, das Weiße Licht, das auch die Sonne abgibt. Das Wurzelchakra ist das Energiezentrum, aus dem die Wurzeln in die Erde ragen. Die Vorstellung, dass das Licht über die Wurzeln beim Einatmen in dieses Energiezentrum aufgenommen wird und es zum Leuchten bringt und das Licht beim Ausatmen über die Wurzeln wieder zurück zum Universum gelangt, schafft das Loslösen der Probleme mit bloßer Energie. Der Höhepunkt ist es zu fühlen, wie das Licht, die Energie, in das Energiezentrum einströmt und auflädt. Ebenso muss die Energie wieder abgegeben werden und damit auch der seelische Ballast. Die Energie wird im Wurzelchakra gebündelt, sie wird aber nicht gespeichert. Diese Energie muss zum Universum zurück und einen perfekten Ausgleich schaffen. Beim Verlassen des Chakras dehnt sich die gebündelte Energie im gesamten Universum aus, das Ausdehnen spürt man. Hat man das Gefühl der maximalen Ausdehnung, so beendet man die Meditation, indem die Hände auf das Herz gelegt werden und man langsam die Umwelt wieder wahrnimmt. Die Konzentration lag bisher in Gänze auf dem Energiefluss und muss nun wieder in das Diesseits gelenkt werden. Die Augen langsam öffnen und sich ruhig Zeit nehmen wieder voll und ganz die Umwelt wahrzunehmen. Diese Meditation lässt uns unsere Ängste von einer anderen Perspektive sehen und unterstützt die Selbstheilung.

KAPITEL 04: ÖFFNEN DES SAKRALCHAKRA

Das Sakralchakra ist das Energiezentrum für Lust, Verlangen, Hingabe, Lebenslust und Emotionen. Eine Blockade dieses Energiezentrums sind Schuldgefühle, derart, dass man sich selbst die Schuld an etwas gibt, man tatsächlich Schuld hat oder man sich für etwas selber bestraft. Das Sakralchakra wirkt auf die Verdauung und den Bauchraum, Schuldgefühle schlagen sich auf die Verdauung nieder, ebenso auf die Libido, das Selbstbewusstsein und das Selbstwertgefühl. Die Basis zur Heilung ist es zu akzeptieren, dass der Mensch per se fehlerbehaftet ist. Niemand kann sich von Fehlern freisprechen und wenn man seine Fehler korrigiert hat lernen wir zwar daraus, machen aber im Verlauf unseres Lebens immer wieder Fehler. Mangelndes Selbstbewusstsein ist die schlimmste Blockade, sie lässt sich schwer überwinden und muss wiederhergestellt werden. Schuldgefühle blockieren alle anderen Energien und sind für unser Handeln und unsere Sichtweisen sehr wichtig. Man merkt es Menschen an, wenn sie kein Selbstbewusstsein haben und kann dann sehr gut das Fehlen der anderen Energien erkennen.

Der erste Schritt zur Öffnung dieses Chakras ist es sich selbst zu vergeben und sich seiner Fehler bewusst zu sein. Sich selber zu verzeihen löst die erste Spannung und hilft uns die Tatsachen zu akzeptieren.

Zur Meditation begibt man sich in einen ruhigen Raum ohne Störeinflüsse, in dem man sich wohl fühlt. Gerne dürfen leichte und locker sitzende Kleidung angezogen werden, in denen man sich wohl fühlt und absolut bequem sind.

Zu Beginn der Meditation stellt man sich in dem Raum hin und legt die Hände auf den unteren Teil des Bauches und auf das Kreuzbein. Der Atem ist tief und langsam, dabei stellt man sich vor, wie man die pure Energie aufsaugt und wieder an das Universum abgibt.

Das Becken dabei langsam nach vorne und nach hinten Kippen, anschließend das Becken langsam Kreisen lassen. Diese Bewegung immer weitermachen und tiefe Atemzüge vollführen, sodass daraus ein richtiger Genuss wird. Der Körper verfällt völlig in sinnliche und hingebungsvolle Bewegungen und wiegt sich in einem ganz persönlichen Takt. Nach gut 10 Minuten der Aktivierung einen Moment stehen bleiben und die Energie auf sich wirken lassen. Nun setzt man sich bequem hin und schließt die Augen.

Dabei tiefe Atemzüge nehmen und die Vorstellung der Verwurzelung mit der Erde wieder vor das innere Auge rufen. Ein Gefühl der Standfestigkeit und Verbindung der Energie mit dem Universum stellt sich ein. Auch hierbei stellt man sich vor, wie die Energie bei jedem Atemzug durch die Wurzeln in das Energiezentrum im Bauch strömt und dieses in Licht taucht.

Beim Ausatmen ist es wichtig jegliche Anspannung zu lösen und sich die Energie bewusst an das Universum abzugeben. Nun kommt die der Energiezentren zugewiesenen Farben ins Spiel. Bei der Aufnahme der Energie strahlt das Sakralchakra in Orange und das Wurzelchakra bei Aufnahme der Energie in leuchtendem Rot.

Das Sakralchakra dehnt sich immer weiter aus, die Menge der Energie die in Form von Licht auftritt, nimmt immer weiter zu und so auch die Kraft unseres Selbstbewusstseins. Ist das Ende der Ausdehnung erreicht, so legt man die Hände wieder auf den Bereich des Herzens und kehrt mit den Gedanken wieder zurück zur Umwelt. Emotionen, die Schuldgefühle ausgelöst haben werden mit der Energie in das Universum abgegeben und belasten uns nicht mehr.

Wir spüren die Kraft unseres Energiezentrums und lassen uns auf die Umwelt und unser Leben ein.
Die Augen langsam wieder öffnen und in der Sitzenden Position solange verharren, bis wir wieder komplett im hier und jetzt angekommen sind.

KAPITEL 05: ÖFFNEN DES SOLARPLEXUSCHAKRA

Dieses Chakra ist das Energiezentrum für das Gedankengut und das Bauchgefühl. Es sorgt beim Verliebtsein für das Gefühl der Schmetterlinge im Bauch und der Intuition.

Eine Blockade ist das Schamgefühl, dabei spielt jede Art von Scham eine Rolle. Bevor man mit der Meditation beginnt muss man herausfinden, woher dieses Gefühl kommt, was man getan hat, dass man sich für etwas derart schämt und diese negativen Spannungen aufkommt. Dies hängt auch mit dem Sakralchakra zusammen, dass man sich selbst vergibt, für etwas, wo man sich selber oder andere enttäusch hat.

Enttäuschungen kommen im Leben immer wieder vor und ist ein großer Teil unseres Seins. Wir müssen akzeptieren, dass wir nicht perfekt sind und müssen einen Umgang finden, mit dem wir diese Gefühle schnell ausschalten.

Zur Aktivierung dieses Energiezentrums stellt man sich in seinen Lieblingsraum, der ruhig und frei von Störfaktoren ist. Die Beine sind schulterbreit auseinander und leicht gebeugt, sodass man sich mit den Händen auf den Oberschenkeln abstützen kann. Der Rücken muss gerade gehalten werden und die Atmung tief und langsam. Nach einigen tiefen Atemzügen den Bauch einziehen und 20 Mal die Bauchdecke nach außen und zurück nach innen bewegen. Beim Einatmen richtet man sich komplett auf saugt beim Einatmen die Energie des Universums in das Solarplexuschakra, welches gelb zu leuchten beginnt.

Die Energie soll sich soweit ausdehnen wie möglich und das Chakra mit so viel Energie wie möglich füllen.

Nun setzt man sich bequem hin und ruft sich die Vorstellung zurück, dass man mit der Erde fest durch Wurzeln verbunden ist. Die Augen sind geschlossen und die Atmung tief und langsam. Bei der Vorstellung ist es wichtig, dass man die Kraft der Erde spürt und sich fest mit ihr verbunden fühlt.

☐

Das Licht im Universum ist rein und weiß, es beinhaltet alle Wellenlängen, also alle Farben unserer Chakren und lädt das jeweilige Chakra mit Energie auf. Das Wurzelchakra dient im weitesten Sinne zur Energieaufnahme und gibt diese Energie auch wieder ab. Man konzentriert sich ausschließlich auf das Solarplexuschakra, die unteren Chakren laden sich ebenfalls mit Energie auf und fließen weiter zum gelb erleuchteten Solarplexuschakra. Dieses dehnt sich immer weiter aus und leuchtet immer stärker. Beim Ausatmen wird die Energie über das Sakralchakra und das Wurzelchakra wieder an das Universum abgegeben, so auch die Gefühle der Enttäuschung und des Schams. Emotionen können gerne zugelassen werden und fließen mit der Energie in das Universum ab. Negative Emotionen kann man sich wie Teilchen vorstellen, die sich im Energiestrom befinden und beim Ausatmen aus dem Körper und somit aus der Seele ausgeleitet werden. Die Größe des Chakras bleibt erhalten und dehnt sich von Atemzug zu Atemzug weiter aus. Die Emotionen und negativen Energien werden immer mehr losgelassen und beim Ausatmen die unteren Energiezentren immer weiter ausgedehnt. Es ist wichtig die Energie zu spüren, die an das Universum abgegeben werden, dadurch wird der Energiefluss bestärkt und die Kraft der Chakren immens vergrößert.

Ist das Solarplexuschakra maximal ausgedehnt, können die Gedanken und die Konzentration wieder auf die Umwelt gelenkt werden. Dazu die Hände auf die Herzebene legen und den Atem langsam normalisieren. Die Augen langsam öffnen und sich die Zeit nehmen, die man braucht um die Umwelt und das Leben wahrzunehmen.

KAPITEL 06: ÖFFNEN DES HERZCHAKRA

Dieses Chakra ist das Energiezentrum für die Hingabe und der höheren Liebe, ein Symbol für die Liebe und das Mitgefühl. Blockiert wird diese Energie durch Trauer und Verlust, in dem Sinne, dass man einen geliebten Menschen verloren hat oder man niemals Liebe von den wichtigen Personen des Lebens empfangen hat.

Der erste Schritt um diese Probleme zu lösen ist, dass man bereit ist sich selbst zu Lieben. Kann man sich selbst nicht lieben, so ist man nicht fähig Liebe zu empfangen oder jemand andern zu Lieben. Trauer kann man loslassen, sich mit den Gegebenheiten arrangieren und akzeptieren, dass das Leben trotz Verluste immer weitergeht. Liebe hingegen bleibt erhalten, denn Liebe hat mit dem Leben in der Gegenwart und der Zukunft zu tun, sie lässt uns nach vorne schauen und ist eine enorme Triebkraft.

Diese Meditation findet im Sitzen statt, auf jeden Fall in einer bequemen Position mit bequemer Kleidung und frei von Störeinflüssen. Zuerst sollte man sich seines Herzens bewusst werden und die Energie des Herzens spüren.

Chakren

Mit dem Herzen können wir Emotionen und Gefühle anders wahrnehmen. Vom Herzen geht die Wärme unseres Körpers und unserer Gefühlswelt aus. Bei der Mediation sind die Auen geschlossen und der Atem wieder tief und langsam.

Die Konzentration liegt auf dem Herzen und was wir fühlen. Emotionen und alles was wir fühlen können gerne zugelassen werden. Man stelle sich das Herz so vor, dass es sich direkt vor einem befindet und berührbar ist. Das Herz wird in der Vorstellung umarmt, genauso sollte man auch sich selbst umarmen und die daraus ausgehende Liebe zulassen. Frieden stellt sich ein und die Liebe zu einem selbst wächst, ebenso die Energie, die beim Einatmen aufgenommen wird.

Das Herzchakra dehnt sich immer weiter aus und beginnt grün zu Leuchten, Energie überträgt sich auch auf die Umwelt und die Umgebung, was dringend zugelassen werden sollte.

Das Gefühl von Frieden und Liebe erreicht eine neue Dimension und man verbindet sich mit dieser. Man kuschelt in Grunde mit dieser Energie, die man weiterhin umarmt. Jeder Atemzug lässt das Chakra ausdehnen und das Licht erfüllt den gesamten Raum.

Man konzentriert sich nun darauf zu spüren, wie Frieden und Wärme auf die Seele übergeht und die Menschen erreicht, die man liebgewonnen hat und überträgt diese Energie auf sie. Man begegnet seiner eigenen Seele und schließt die Wunden, die durch Trauer und Schmerz geöffnet wurden. Diese Gefühle werden zu einem Qualitätsprädikat des Lebens und werden auf den Alltag übertragen. Man spürt die Verbindung von Seele mit der Natur und die verschenkt die Liebe auf unsere Umgebung.

Es tut uns gut und wir öffnen unser Herz immer weiter, sodass es sich maximal ausdehnt.

Ist dieses Ziel erreicht, so kehren langsam die Gedanken und die Konzentration zurück auf die Umwelt und die Umgebung.

Die Augen werden langsam geöffnet und der Atem normalisiert sich. In der sitzenden Position verharren wir so lange, bis wir uns wieder an unsere Umgebung gewöhnt haben und nehmen dieses Gefühl des Loslassens, des Friedens, der Liebe und der Wärme mit in unseren Alltag und lassen uns von ihr beeinflussen. Dieses Gefühl übertragen wir auf unsere Mitmenschen und nehmen es überall mit hin.

KAPITEL 07: ÖFFNEN DES HALSCHAKRA

Das Halschakra ist das Energiezentrum der Kommunikation und der Wahrheit. Insbesondere die Wahrheit ist hierbei stark vertreten und ist für die Reinheit, sowie für das Wohlbefinden essenziell. Blockiert wird dieses Chakra durch Lügen, die man sich selbst gegenüber macht und die man erzählt. Lügen sind eine Täuschung der Realität und wir gaukeln uns dadurch eine Situation vor, die sich für uns besser leben lässt, wobei irgendwann der Punkt kommt, an dem uns diese Lüge schadet und wir dieses Chakra gänzlich verschlossen haben.

Zur Meditation stellt man sich in einen ruhigen und störungsfreien Raum, die Beine sind schulterbreit auseinander, die Knie leicht gebeugt und der Rücken gerade. Tiefe und langsame Atemzüge werden vollführt und die Konzentration liegt voll und ganz auf dem Kehlkopf. Mit dem Kehlkopf werden Atemgeräusche erzeugt, ähnlich den Schlafgeräuschen durch leichte Verengung des Kehlkopfes. Diese Geräusche helfen uns unsere Aufmerksamkeit völlig auf den Kehlkopf zu lenken. Beim Einatmen die Hände auf den Oberschenkeln abstützen, der Kopf wird soweit geneigt, dass das Kinn auf der Brust ankommt. Diese Position so lange halten, bis man wieder einatmen möchte und beim Einatmen kehrt man in die normale Stehposition zurück. Diese Übung kann man so oft wiederholen, solange man sich dabei wohl fühlt und die Gedanken und die Konzentration auf dem Kehlkopf richtet.

Nun setzt man sich wieder in einer bequemen Position auf den Boden und baut eine Verbindung zur Erde auf, eine Verbindung durch Verwurzelung. Das Gefühl des Haltes und der Kraft der Erde ist wichtig, es schafft eine wohlige Atmosphäre und die Energie kann über das Wurzelchakra aufgenommen und wieder abgegeben werden.

Beim Einatmen wird wieder Licht aufgesogen, die Energien des Lichtes füllen alle Chakren bis hin zum Halschakra auf und leuchten in der entsprechenden Farbe. Das Halschakra beginnt blau zu leuchten und sich auszudehnen, die Konzentration ist völlig auf dem Kehlkopf und Gefühle und Emotionen dürfen gerne zugelassen werden. Man soll sich seiner selbst bewusst werden und sich über seine eigenen Lügen klar werden. Der Kehlkopf ist die Kommunikationsmöglichkeit und man kann damit viel bewirken, vor allem seinen Mitmenschen gegenüber. Das Halschakra soll sich maximal ausdehnen und erst, wenn man das Gefühl hat, dass es weit genug ausgedehnt ist, kehrt man mit seinen Gedanken zur Umgebung und der Umwelt zurück. Die Hände werden auf das Herz gelegt und die Energie kann durch die Chakren über das Wurzelchakra zurück zum Universum fließen. Die Augen langsam öffnen und sich die Zeit nehmen, die man benötig um sich der Umwelt und Umgebung bewusst zu werden.

KAPITEL 08: ÖFFNEN DES STIRNCHAKRA

Das Stirnchakra liefert die Energie die Intuition und die Wahrnehmung. Es wird auch als drittes Auge oder siebter Sinn tituliert. Dieses Chakra liefert die Weitsicht über alles im Leben und lässt uns die Dinge des Lebens wahrnehmen. Die eigene Illusion darüber, dass man der Mittelpunkt von allem ist, ist die besonders schwere Blockade. Wie bereits erwähnt, ist kein Mensch der Mittelpunkt des Daseins, jeder einzelne ist ein Teil des natürlichen Systems, der mit der Umwelt und diesem System verbunden ist.

Das Stirnchakra muss ebenfalls geöffnet werden und die Illusion über den eigenen Standpunkt anders definiert werden, sodass man zum 7. Chakra weiter gehen kann.

Zur Meditation und Selbstheilung setzt man sich in einen ruhigen und störungsfreien Raum aufrecht und bequem hin. Die Augen werden geschlossen und der Atem tief und langsam, wobei man nach und nach in die völlige Entspannung eintaucht. Die Gedanken sind frei von jeglicher Last, der Fokus ist nicht vorhanden und alles, was uns bewegt und was wir fühlen wird zugelassen. Die Klarheit soll einem immer mehr bewusst werden und die Energie über die bereits geöffneten Chakren strömt in unser Kopf ein. Das Bewusstsein über die Klarheit und die Wahrnehmung dehnt sich im Kopf immer weiter aus und dringt in den umgebenden Raum ein. Die Natur, steht in Verbindung mit Klarheit, Licht und Wahrnehmung, alle

Probleme und negativen Energien werden nach außen in das Universum abgegeben.

Der Atem wird beobachtet, bis zur völligen Entspannung, dabei langsame und tiefe Atemzüge vornehmen. Der Körper ist mit dem Boden tief verwurzelt und nimmt die Energien über das Wurzelchakra auf. Die Gefühle und die Energie gilt es zu spüren, jeder Gedanke und jede Emotion wird zugelassen und greifbar. Man spürt die Energie dahinter und lässt alles los, was einen bedrückt. Alle Anspannung wird losgelassen und entfernt sich weit vom Körper weg.

Ein Zustand der völligen Klarheit macht sich breit und das Stirnchakra beginnt violett zu leuchten, es dehnt sich aus und man nimmt die reine Wahrheit und Energie auf.

Ist die maximale Ausdehnung erreicht richtet man die Atmung wieder normal aus und macht sich der Umgebung bewusst. Die Augen werden langsam wieder geöffnet und verharrt so lange auf dem Boden, bis man bereit ist aufzustehen und wieder im Raum angekommen ist.

KAPITEL 09: ÖFFNEN DES KRONENCHAKRA

Das Kronenchakra ist die höchste Stufe der Energiezentren und ist schwer zu öffnen, da es sich über unserem Kopf befindet. Hierbei bewegen wir uns im Bereich der Aura und des göttlichen. Durch festklammern an weltlichem wird dieses Chakra blockiert, deshalb befindet es sich außerhalb des Körpers und baut eine Verbindung zum übersinnlichen auf.

Zur Meditation setzt man sich wieder bequem und aufrecht in einen ruhigen, störungsfreien und wohlfühlenden Ort. Die Konzentration ist auf die Position des Kronenchakra gerichtet und die Atmung tief und langsam. Man schaut seinem Körper heraus in das weiße Licht des Universums. Der Körper beruhigt sich mehr und mehr und die Entspannung verbreitet sich weiter. Ein wohliges Gefühl macht sich breit und alles Weltliche muss man loslassen. Wir befreien uns von dem Gedanken, dass wir uns in einer Hülle befinden und lassen die Energie durch das Wurzelchakra durch den gesamten Körper strömen, sodass das Kronenchakra sich weit ausdehnen kann. Bei jedem Atemzug wir das Chakra größer und mit ihm verstreuen sich unsere Gedanken und unsere Seele fühlt sich unglaublich gut und heile an. Wunden, die uns zugesetzt haben verschließen sich und wir spüren die Befreiung aus allem.

Nun konzentrieren wir uns wieder auf das Chakra, beim Einatmen gelangt die Energie des Lichtes in das

Kronenchakra und wird beim Ausatmen an das Universum zurückgegeben. Jedes Chakra beginnt in seiner Farbe zu strahlen und sich mit Energie aufzuladen, die gesamte Energie strömt durch den Körper und gelangt bis zum Kronenchakra. Die Energie kann ganz frei durch uns strömen, keine Barriere versperrt ihr den Weg und das Licht gelangt wieder zurück zum Universum.

Das Kronenchakra dehnt sich immer weiter aus, ist das Maximum erreicht, so richten sich die Gedanken und der Fokus wieder auf die Umgebung. Die Atmung wird wieder normal die Augen werden langsam wieder geöffnet. Wir befinden uns im Zustand der völligen Entspannung und Klarheit, wir fühlen uns erleichtert und ohne Last. Nach einer beliebigen Weile stehen wir auf und lassen diese Erfahrung auf uns wirken.

SCHLUSSWORT

Wir sind durch die Welt der Meditation der Chakren gegangen und haben die hauptsächlichen Probleme unseres Seins erkundet. Die Meditationen haben gezeigt, dass wir durch die Kraft der Energie in der Lage sind uns selbst zu heilen und im Alltag darauf zu hören, was uns schaden könnte und eine Blockade einiger Chakren von vornherein zu minimieren. Unsere Seele wird täglich von allen möglichen Faktoren belastet, womöglich steigern wir uns in etwas hinein und bekommen dadurch negative Spannungen. Diese Spannungen können durch die Meditation der Chakren gelöst werden und die Energie wieder frei fließen. Die Nebenchakren sind je nach Schrift sehr komplex, dabei kann man immer weiter ins Detail gehen, aber die Meditation der Hauptchakren ist eine Lösung, bei der die Energie wieder ungehindert durch den Körper strömen kann und der Alltag entspannt und vorausschauend gemeistert werden kann. Man kann sein Leben auch darauf ausrichten, indem einiges, was man sonst gemacht hat vermeidet und bewusster sein Leben lebt. Je bewusster wir Leben, so weniger blockieren unsere Energiezentren und umso wohler fühlen wir uns und das macht uns alle stark.

ZUFRIEDEN MIT DEM BUCH?

Dann freue ich mich, wenn Du mir ein positives Feedback anhand einer Rezension auf Amazon gibst. Dies würde mir unglaublich weiterhelfen als freier Autor.

HAFTUNGSAUSSCHLUSS

Der Inhalt dieses eBooks wurde mit großer Sorgfalt geprüft und erstellt. Für die Vollständigkeit, Richtigkeit und Aktualität der Inhalte kann jedoch keine Garantie oder Gewähr übernommen werden. Der Inhalt dieses eBooks repräsentieren die persönliche Erfahrung und Meinung des Autors und dient nur dem Unterhaltungszweck. Der Inhalt sollte nicht mit medizinischer Hilfe verwechselt werden. Es wird keine juristische Verantwortung oder Haftung für Schäden übernommen, die durch kontraproduktive Ausübung oder durch Fehler des Lesers entstehen. Es kann auch keine Garantie für Erfolg übernommen werden. Der Autor übernimmt daher keine Verantwortung für das Nicht-Erreichen der im Buch beschriebenen Ziele. Dieses eBook enthält Links zu anderen Webseiten. Auf den Inhalt dieser Webseiten haben wir keinen Einfluss. Deshalb kann auf diesen Inhalt auch keine Gewähr übernommen werden. Die verlinkten Seiten wurden zum Zeitpunkt der Verlinkung auf mögliche Rechtsverstöße überprüft. Für die Inhalte der verlinkten Seiten ist aber der jeweilige Anbieter oder Betreiber der Seiten verantwortlich. Rechtswidrige Inhalte konnten zum Zeitpunkt der Verlinkung nicht festgestellt werden.

IMPRESSUM

© Maya Hambach
1. Auflage
Alle Rechte vorbehalten.
Nachdruck, auch auszugsweise, verboten.
Kein Teil dieses Werkes darf ohne schriftlich Genehmigung des Autors
in irgendeiner Form
reproduziert, vervielfältigt oder verbreitet werden.
Kontakt: Nabil Sadani/ Am Sonnenhut 117/ 51109 Köln
Covergestaltung: Lidia Schlüterlow
Coverfoto: depositphotos.com

NOTIZEN

NOTIZEN

NOTIZEN

NOTIZEN

NOTIZEN

NOTIZEN

NOTIZEN

www.ingramcontent.com/pod-product-compliance
Lightning Source LLC
Chambersburg PA
CBHW070954220526
45471CB00007B/3021